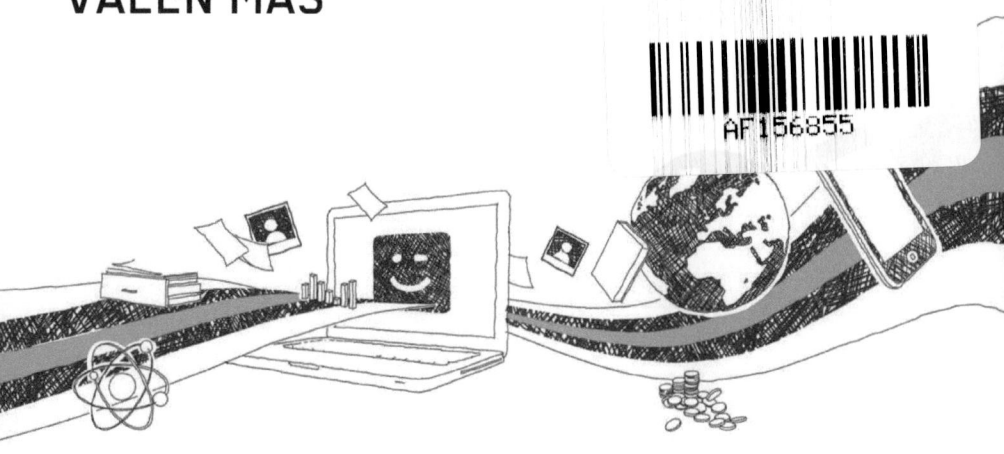

Bibliographic information published by the German National Library:

The German National Library lists this publication in the National Bibliography; detailed bibliographic data are available on the Internet at http://dnb.dnb.de .

Imprint:

Copyright © 2018 GRIN Verlag
Print and binding: Books on Demand GmbH, Norderstedt Germany
ISBN: 9783668874268

This book at GRIN:

https://www.grin.com/document/451761

Marisol Alvaredo

Narcolepsia o Síndrome de Gelineau

GRIN Verlag

GRIN - Your knowledge has value

Since its foundation in 1998, GRIN has specialized in publishing academic texts by students, college teachers and other academics as e-book and printed book. The website www.grin.com is an ideal platform for presenting term papers, final papers, scientific essays, dissertations and specialist books.

Visit us on the internet:

http://www.grin.com/

http://www.facebook.com/grincom

http://www.twitter.com/grin_com

Narcolepsia

o

Síndrome de Gelineau

Octubre 2018

Marisol Alvaredo

Epidemiologia

Resumen

La narcolepsia es una enfermedad crónica poco frecuente, con síntomas característicos como las crisis recurrentes de sueño, la pérdida repentina del tono muscular (cataplejía), parálisis del sueño y alucinaciones visuales o auditivas.

Este trastorno del sueño afecta el estado de ánimo, el rendimiento laboral y/o académico, y aumenta la propensión a enfermarse y a aumentar de peso.

El alto grado de desconocimiento sobre esta enfermedad en el ámbito medico y general, causa que se tarde años en llegar a un diagnostico, que el Estado no la reconozca como enfermedad incapacitante y que aun después de haber llegado a un diagnostico, al no ser reconocida por las obras sociales, las personas que no pueden afrontar los altos costos de los medicamentos, quedan doblemente desprotegidos, por el Estado y por las Obras Sociales.

Abstract

Narcolepsy is a rare chronic disease, with characteristic symptoms such as recurrent sleep crises, sudden loss of muscle tone (cataplexy), sleep paralysis and visual or auditory hallucinations.

This sleep disorder affects mood, work and / or academic performance, and increases the propensity to get sick and gain weight.

The high degree of ignorance about this disease in the medical and general field, causes that it takes years to reach a diagnosis, that the State does not recognize it as a disabling disease and that even after reaching a diagnosis, by not being recognized for social works, people who can't afford the high costs of medicines, are doubly unprotected, by the State and by the Social Works.

Índice

Agradecientos

Me gustaría agradecer a todos los profesores del Instituto de Formación Superior n°10, quienes diariamente nos enseñan el amor a la ciencia y a la investigación, y a los compañeros de cursada, quienes brindan su apoyo y colaboración siempre.

Introducción

Los trastornos del sueño deben ser considerados un problema de salud pública por su gran impacto, afectando de igual manera la economía, la productividad y las relaciones sociales. *La narcolepsia afecta gravemente a las personas que la padecen, impidiendo que puedan llevar una vida normal.*

Al dormir menos, se ve afectado el estado de ánimo, el rendimiento laboral y/o académico, y aumenta la propensión a enfermarse. Pero a pesar de esto, la mayoría de las personas apenas alcanza la cantidad mínima de horas de sueño recomendadas, durmiendo en promedio menos de las 7 hs diarias.

En Argentina, si bien la narcolepsia aparece en el listado de la Federación Argentina de Enfermedades Poco Frecuentes(FADEPOF) , el Estado no la reconoce como una enfermedad incapacitante, por lo que no entrega certificados de discapacidad a quien la padece, certificados que podrían hacer la diferencia a la hora de mantener un trabajo. De la misma manera, las obras sociales, no reconocen su tratamiento, por lo que muchos, aun después de haber llegado a un diagnostico, si no pueden afrontar los altos costos de los medicamentos, quedan doblemente desprotegidos, por el Estado y por las Obras Sociales.

5

Objetivo

Tratar de profundizar en el conocimiento sobre esta enfermedad y sus efectos socioeconómicos sobre las personas afectadas.

Trastornos del sueño

Los trastornos del sueño son desordenes que afectan la capacidad para dormirse y/o para mantenerse dormido, que provocan que se duerma demasiado o producen conductas anormales relacionadas con el sueño.

Es bien sabido que el sueño es un proceso necesario para la supervivencia, se desconoce su contribución homeostática exacta. [1]Las necesidades de sueño varían ampliamente de persona a persona, pero se considera como normal entre 4 a 9 hs diarias. La duración y satisfacción conseguida por el sueño están influidas por varios factores, incluyendo el estado emocional de la persona.

Existen dos tipos de sueños bien diferenciados, con diferentes grados de profundidad que se ven reflejados en electroencefalogramas (EEG) típicos y en otras características como por ejemplo, los movimientos oculares.

El tipo NREM inicia el sueño y está caracterizado por carecer de movimientos oculares rápidos, el EEG presenta ondas lentas, y tiene una profundidad que oscila entre los estadios 1 y 4 (estadio más profundo). El tono muscular y la frecuencia cardiaca y respiratoria y la PA están disminuidos. El 75-80% del tiempo total de sueño pertenece a este tipo.

Por otro lado, el sueño REM, se caracteriza por tener movimientos oculares rápidos, el EEG presenta actividad rápida de bajo voltaje y la frecuencia y profundidad de las respiraciones están aumentadas, y el tono muscular está deprimido en mayor medida que en el NREM. El REM ocupa el resto del periodo de sueño.

Al sueño NREM, lo sigue el sueño REM que finaliza cada ciclo de sueño. Durante un sueño nocturno normal hay 5-6 ciclos de sueño REM después del NREM.

En general los sueños ocurren durante el sueño REM y en el estadio 3 del sueño NREM, los terrores nocturnos, el sonambulismo y hablar durante el sueño (somniloquia) ocurren durante el sueño NREM, estadios 3 y 4.

Antecedentes históricos

La palabra narcolepsia, deriva de las palabras griegas *"narco"* y *"lepsy"* significa literalmente un ataque de estupor / rigidez. El término fue utilizado por primera vez a finales del siglo XIX por un médico francés de apellido Gélineau, en un informe sobre un fabricante de barriles de vino que sufría de la enfermedad. Sin embargo, Gélineau no diferenciaba entre los ataques de sueño y los episodios de cataplejía, esto fue descrito como un síntoma diferente por Loewenfeld quien le dío ese nombre.

En la primera mitad del siglo XX la investigación sobre la narcolepsia fue excasa; en 1934 Daniels comenzó a estudiar la tétrada clásica de los síntomas, que posteriormente fueron definidas por Yoss y Daly.

En 1953 Kleitman y Aserinsky descubrieron los movimientos oculares rápidos (REM) del sueño, lo que renovó el interés en la investigación sobre la narcolepsia. En la década siguiente, Vogel en su artículo "El sueño de la narcolepsia" fue el primero en asociar los períodos REM al inicio del sueño y la narcolepsia.

La utilización de la *Prueba de Latencia Múltiple* del sueño (MSLT) para evaluar objetivamente los episodios de somnolencia excesiva fue descrita por primera vez por Carskadon.

En la década de 1980 se comenzó a trabajar la hipostesis de que la narcolepsia tiene una causalidad autoinmune.

Honda fue el primer investigador en describir la asociación entre la narcolepsia y los antígenos HLA (HLA DR2). Otros investigadores vincularon entonces a otros haplotipos HLA como el HLA DQB1 * 0602 con la narcolepsia.

El año 1998 ocurrió un hecho muy importante en la investigación de la narcolepsia con el descubrimiento del neuropéptido, hipocretina / orexina, cuya ausencia se cree que es responsable de la mayor parte de los síntomas.

En los años siguientes, varios estudios han mostrado evidencia convincente de que la narcolepsia puede ser causada por una pérdida en la señalización de la orexina / hipocretina como lo demuestra la falta de hipocretina en el hipotálamo y en el LCR de pacientes con la enfermedad[7].

Las últimas investigaciones han apoyado la teoría de un mecanismo autoinmune como causa de esta enfermedad.

8

Narcolepsia

La narcolepsia es una enfermedad crónica poco frecuente, de crisis recurrentes de sueño, y puede tener otros síntomas como la pérdida repentina del tono muscular (cataplejía), parálisis del sueño y alucinaciones visuales o auditivas, pero siempre con un patrón inicial de sueño REM característico. Solo entre el 10% y 15% de los pacientes con narcolepsia presentan los cuatro síntomas.[2]

Etiología

La causa se desconoce, aunque en todos los pacientes estudiados se ha encontrado el haplotipo HLA-DR2, sin observarse alteraciones patológicas en el cerebro.

La narcolepsia con cataplejía esta caracterizada por la pérdida de neuronas productoras de hipocretina en el hipotálamo[3], quien cumple una función vital en la regulación del sueño y la vigilia. Un gen que se encuentra localizado en el cromosoma 17, codifica para la síntesis de preprohipocretina, que dará lugar a continuación a dos hipocretinas: la hipocretina- 1 (Hcrt-1) y la hipocretina-2 (Hcrt 2). La Hcrt-1 y la Hcrt-2 cumplen una función estimuladora en diferentes zonas del sistema nervioso central, pero en especial en regiones que regulan el ciclo sueño/vigilia.

La causa de la pérdida de neuronas hipocretinérgicas aun se desconoce, pero la hipótesis más aceptada es que sería de origen autoinmune, ya que los pacientes con narcolepsia con cataplejía presentan con alta frecuencia un haplotipo específico (HLA), el DQB1*0602 , y otros subtipos de HLA, como el HLA DQB1*0603, que se cree que protegen contra la narcolepsia. Asimismo se ha encontrado polimorfismos específicos en el receptor de células T, otro característica de las respuestas inmune, y en el *locus* del receptor P2YR11, un gen que también modula la función inmune celular. por último, otro descubrimiento que fortaleza la teoría del origen autoinmune es que al comienzo de la enfermedad se encuentren, en un porcentaje significativo de pacientes, niveles elevados de autoanticuerpos *antitribbles 2* y anticuerpos antiestreptolisina O^4.

Se cree que para que se desarrolle la narcolepsia se tienen que dar dos factores; un mimetismo entre un antígeno externo y un componente de las neuronas hipocretinérgicas, mediado a través de la presentación por el haplotipo DQB1*0602/DQA1*01026 de un antígeno determinado a un receptor de células T con un idiotipo específico y factores inespecíficos, como adyuvantes, infección estreptocócica o influenza, superantígenos estreptocócicos, entre otros.

Síntomas

Los primeros síntomas aparecen en un 40-50% de los casos en la adolescencia, y en un 2-5% antes de la pubertad[5], sin ninguna enfermedad previa, y perdura a lo largo de la vida sin afectar la longevidad del paciente.

Los síntomas de la narcolepsia son las crisis de sueño, la cataplejía, parálisis del sueño y fenómenos hipnagógicos. Pueden presentarse uno o varios simultaneamente.

Las *crisis de sueño o excesiva somnolencia diurna (ESD)* son deseos repentinos e irrefrenables de dormir, y se caracterizan por presentar un inicio casi instantáneo del sueño REM, con una fase NREM escasa o nula. Son frecuentes y pueden ocurrir en cualquier momento y lugar, ya sea en situaciones de monotonía pero también en momentos de peligro, como por ejemplo al manejar. Contrariamente a lo que se cree, las personas con narcolepsia no se duermen hablando, ni haciendo ejercicio, ni en actividades novedosas que requieran mantener una tensión física o mental. Pero les resulta imposible mantenerse despiertos en situaciones más rutinarias, lo que interfiere en gran medida con sus actividades diaria.

La frecuencia de las crisis varía de persona a persona, pudiendo darse una por día o varias en un mismo día, y pueden durar pocos minutos u horas. Una vez dormido, se puede despertar a la persona del sueño narcoleptico con igual facilidad que del sueño normal. Una característica de la excesiva somnolencia diurna en la narcolepsia es que mejora tras un sueño de corta duración

El sueño nocturno no suele aumentar pero pueden estar acompañados de pesadillas o ser un sueño entrecortado.

Es un síntoma definitorio de la narcolepsia que está presente en el 100% de los pacientes[1] y el primero en aparecer.

La somnolencia diurna en la narcolepsia es muy difícil de diferenciar por si sola, de la que puede encontrarse en otras patologías del sueño, como el síndrome de apneas obstructivas, o en la privación de sueño importante.

Las *conductas automáticas* son una manifestación de la somnolencia excesiva diurna, en ellas, el paciente continúa realizando tareas semiautomáticas de las cuales, luego no tiene conciencia de haber llevado a cabo.[6] Su prevalencia estimada es alrededor del 40%[9].

Cataplejía

La *Cataplejía* es una parálisis o debilidad momentánea de los músculos, sin pérdida del conocimiento que es desencadenada por emociones como la sorpresa, el miedo, la alegría, etc. No significa que se quedan dormidos sino que el cerebro pierde el control de los músculos, sin motivo aparente. La debilidad puede afectar zonas aisladas como las extremidades, la cara y cuello o puede afectar todo el cuerpo causando una caída.

La cataplejía se da en el 60-90% de los casos[1] aproximadamente y puede aparecer junto con la ESD o aparecer entre 1 y 20 años después con una media de 5-6 años. La frecuencia de los ataques es variable y oscila desde un episodio al mes hasta más de diez episodios al día de diversa intensidad[22], con una duración de entre 1-2 minutos.

La presencia de cataplejía es un fuerte indicativo de esta enfermedad, aunque también puede encontrar en otras patologías, como la enfermedad de Niemann-Pick tipo C y la encefalitis paraneoplásica anti-Ma2.

Parálisis del sueño y alucinaciones

Las personas con narcolepsia pueden sufrir durante las fases de transición entre el sueño y la vigilia, episodios de parálisis muscular, en los cuales el paciente no puede moverse momentáneamente. A estos episodios se los conoce como *Parálisis del sueño* y suelen ocurrir inmediatamente después de despertarse, y aunque son episodios esporádicos pueden causar gran terror. Su frecuencia oscila entre el 25-60%.[9]

La parálisis del sueño pueden ir acompañados o no, por *alucinaciones,* denominadas hipnagógicas si se producen en el momento inmediato antes de dormirse o hipnopómpicas si ocurren al despertar, con una incidencia entre 30-65% de los pacientes[9.]

Tanto la parálisis del sueño como las alucinaciones son consideradas intromisiones anormales del sueño REM, de corta duración, que son fácilmente revertidos por estímulos externos como tocar al paciente.

Las alucinaciones y la parálisis del sueño no son específicos de la enfermedad; pueden producirse hasta en un 2-5% de sujetos normales.[2]

Sueño fragmentado

En el 75% de los pacientes[1] se manifiesta un quinto síntoma, la *disrupción del sueño nocturno o sueño fragmentado*. En estas personas la cantidad total de sueño por noche es igual a la de cualquier persona pero su calidad es inferior, ya que que el sueño es superficial debido a despertares frecuentes breves, muchas veces, sin que el paciente sea consciente de ello. Otras patologías que pueden causar este sueño de baja calidad es la apnea del sueño, trastorno de conducta del sueño REM (TCR), el sonambulismo y los movimientos periódicos de las piernas (MPP).

Otras manifestaciones clínicas

Con frecuencia se puede presentar un trastorno de conducta del sueño REM, en el que se pierde la atonía muscular propia de esta fase y la persona se mueve, gesticula y produce somniloquios, que es la emisión de palabras o frases sueltas durante el sueño. Algunas veces estos movimientos pueden ser bruscos y agresivos poniendo en riesgo de accidentes al paciente o sus familiares.

También se ha encontrado una tendencia al aumento de peso, que podría ser adjudicado a la alteración de la función hipotalámica. Este aumento de peso es especialmente notorio en la narcolepsia de inicio en la infancia y puede asociarse a pubertad precoz. [7]

Diagnostico

Llegar a un diagnostico certero suele tardar años desde el inicio de los síntomas[7], pero esta situación está cambiando lentamente debido a un aumento en la difusión, aunque aun muy insuficiente, de esta enfermedad tanto en el ámbito medico como en la población general, que lleva a que las personas consulten al médico más rápidamente que hace unos años atrás.

Es muy común en adolescentes y adultos jóvenes dar explicaciones alternativas para la somnolencia diurna, como dormir poco por el uso de video juegos, o ver demasiada televisión, exigencias laborales o académicas, hasta ser perezoso o consumir drogas, todas éstas, perpetuando el estigma y desconocimiento de esta enfermedad.

Otras veces, las personas experimentan episodios muy aislados de parálisis del sueño o fenómenos hipnagógicos, que adjudican a sueños vividos, y no le dan mayor importancia por lo que no buscan asistencia médica.

Como resultado, además de alargar el tiempo de diagnostico, ya que en un principio el mismo paciente no considera tener una enfermedad y no concurre al médico, hace que la mayoría de los casos estudiados sean de pacientes adultos, con la posibilidad de que esta enfermedad tenga características diferentes en pacientes jóvenes.

Para llegar al diagnóstico, desde hace unos años se realizan diferentes estudios explicados a continuación.

Polisomnografía y test de latencias múltiples de sueño

Cuando hay somnolencia excesiva con cataplejía el diagnóstico es inequívocamente, narcolepsia, pero en los casos en donde hay ausencia de cataplejía, la presencia de dos o más inicios de sueño en REM (SOREM) en el test de latencias múltiples del sueño confirma el diagnóstico de narcolepsia sin cataplejía. Antes de realizarse el test de latencias múltiples se suele hacer un polisomnograma nocturno, que sirve para descartar otras causas de excesiva somnolencia diurna, como puede ser un síndrome de apneas obstructivas del sueño, y para asegurarse de que el paciente ha dormido suficiente antes del test de latencias múltiples del sueño. Con el test de latencias múltiples del sueño se puede cuantificar la facilidad para quedarse dormido, así como la tendencia a presentar fases REM fuera de lo normal. El TLMS consta de cuatro o cinco siestas, cada una de 20 minutos de duración, en intervalos de dos horas. Se considera anormal a una latencia media de sueño por debajo de ocho minutos. Los personas con narcolepsia tienen una latencia media de sueño extremadamente reducida (menor de $3,1 \pm 2,9$ minutos según la Clasificación internacional de los trastornos del sueño) en comparación con la hipersomnia idiopática ($6,2 \pm 3,0$ minutos).[8] Lo normal es que no debería ocurrir un sueño REM en menos de 20 minutos, ya que los valores normales presentan una latencia mayor a 60 minutos. La presencia de un único SOREM no se considera anormal sobre todo si aparece en la primera siesta, pero si ocurren dos o más SOREM se considera anormal y un fuerte indicador de narcolepsia, pero sin embargo, la presencia de SOREM puede ser observada en sujetos normales y en otras patologías del sueño, por lo que son necesarios realizar otros exámenes para confirmar el diagnostico.

Diagnóstico biológico

La asociación con el HLA, concretamente con el DQB1*0602, no es específica de narcolepsia, ya que está presente hasta en un 30% de la población normal. La reciente descripción de un haplotipo 'protector' podría añadir utilidad a la determinación de HLA, pero esto no se ha cuantificado todavía. La determinación de Hcrt-1 en el líquido cefalorraquídeo supone una ayuda diagnóstica única en casos seleccionados. Más del 90% de narcolépticos con cataplejía tiene niveles indetectables del neurotransmisor en el líquido cefalorraquídeo. En un contexto clínico adecuado, la determinación de Hcrt-1 en el líquido cefalorraquídeo se considera un marcador biológico de narcolepsia, con una sensibilidad del 87% y una especificidad del 99%. Otras enfermedades en las que se han observado niveles indetectables son el síndrome de Guillain-Barré y el síndrome paraneoplásico anti-Ma2. Niveles reducidos, pero detectables, han sido descritos en la distrofia miotónica de Steinert, en la enfermedad de Niemann-Pick tipo C y en enfermedades neurológicas con afectación del hipotálamo, entre otras.

Tratamiento

La narcolepsia no tiene cura, pero existen varios medicamentos para tratar la somnolencia y la cataplejía, con los que los pacientes notan una mejoría importante. Algunos de ellos son bastante conocidos y relativamente económicos como el metilfenidato y la clomipramina, y otros son de desarrollo más reciente y caros, como el modafinilo y el oxibato sódico.

La dosificación de los fármacos estimulantes es regulada según las necesidades individuales de cada paciente, y en general, las dosis recomendadas son toleradas sin efectos adversos importantes, pero existen casos en los que la medicación debe ser retirada.

La imipramina es uno de los fármacos que se utilizan para tratar la cataplejía, pero al ser utilizada junto con estimulantes, los estudios muestran un riesgo considerable de desarrollar hipertensión, por lo que los pacientes deben ser vigilados continuamente.

Actualmente se están llevando a cabo estudios para probar la efectividad de diferentes tratamientos. Uno de ellos parte de la premisa de que la narcolepsia es un trastorno autoinmune por lo que la administración de inmunoglobulinas por vía intravenosa de forma precoz podría parar pérdida de neuronas hipocretinérgicas. Por ahora los resultados muestran una mejoría subjetiva pero no muy evidenciables mediante pruebas objetivas, como el test de latencias múltiples del sueño o valores de Hcrt-1 en el líquido cefalorraquídeo.

Otra investigación se realizo a partir de uso de un antagonista del receptor histaminérgico de tipo 3, ya que la histamina una de las principales sustancias implicadas en el mantenimiento de la vigilia. Los resultados evidenciaron una disminución de la somnolencia diurna pero no se observaron mejorías en los otros síntomas.

Epidemiologia de la narcolepsia

La narcolepsia tiene una incidencia similar en ambos sexos, en cuanto a su prevalencia las diferentes investigaciones la sitúan desde 25 y 50 por cada 100.000 habitantes[9] hasta 20 a 260 por cada 100.00 habitantes. Estas cifras la colocarían entre otras enfermedades neurológicas como la miastenia *gravis* (5-12,5 por cada 100.00 habitantes) y la esclerosis múltiple (60 a 100 por cada 100.000 habitantes), sin embargo es menos conocida que éstas.

Algunas investigaciones han dado cuenta de un pico de incidencia en pacientes nacidos en el mes de marzo.

La morbilidad es similar a la de la epilepsia, llegando a ser muy invalidante en los pacientes no tratados.

Certificados de discapacidad

La importancia de este certificado radica en que la mayoría de las personas encuestadas ha manifestado tener problemas en sus trabajos debido a su condición, y hasta haber sido despedidos, y porque implicaría, entre otras cosas, una ayuda económica para acceder a la medicación. Algunos países europeos otorgan este certificado a los pacientes con narcolepsia, pero ésto aun no ocurre en Argentina.

En una nota periodística[10] publicada en el año 2018, la presidente de la Federación Argentina de Enfermedades Poco Frecuentes, Inés Castellano, manifiesta preocupación por las dificultades que deben pasar aquellas personas que quieren tramitar el certificado de discapacidad (CUD), especialmente los que padecen de una condición de salud no visible físicamente, como es la narcolepsia.

El Certificado Único de Discapacidad[11] (CUD) es un documento de validez nacional que certifica la discapacidad de una persona y le permite acceder a derechos y a las prestaciones previstas en las leyes nacionales 22431 y 24901.

Es otorgado por una Junta Evaluadora Interdisciplinaria a quienes tienen una alteración funcional permanente, transitoria o prolongada física, sensorial o mental/intelectual que implique un detrimento en su integración familiar y social.

En la pagina informativa se indica que hay distintas categorías para tramitar este certificado; deficiencia intelectual/mental, epilepsia, condiciones de salud de origen cardiovascular, condiciones de salud de origen renal, personas con discapacidad visual, Patologías de Columna

Vertebral, Artritis Reumatoidea, Miastenia Gravis (incidencia 5/100.000 habitantes[13])[12] y

Esclerosis Múltiple (Incidencia 17 casos cada 100 000 habitantes).[13]

Algunos beneficios de tener el CUD es el 100% de cobertura en las prestaciones medicas

relacionadas con su discapacidad, incluyendo medicamentos y tratamientos, utilización gratuita

del transporte público, exclusión de pago de peajes, estacionamiento en los lugares permitidos,

ayuda escolar y asignación por hijo con discapacidad, asignación por cónyuge con discapacidad,

exención del pago de algunos impuestos, pero uno de los puntos mas importantes son los

beneficios laborales.

Por ley existe un *cupo laboral*, que indica que los entes estatales o empresas privadas que den

servicios públicos deben garantizar como mínimo un 4 o 5 % de personas con discapacidad.

A los empleados se les otorga una serie de beneficios al contratar personas con discapacidad,

como por ejemplo el pago de la mitad de las cargas sociales por 9 meses, descuento de ganancias

del 70% de la remuneración, en la provincia, la exención de ingresos brutos para los titulares de

negocios, etc. Todos estas medidas, para estimular la contratación de personal con discapacidad,

y que sus condiciones medicas no sean un impedimento para llevar una vida, lo más normal

posible.

Casos clínicos

Caso 1[14]

"Mujer de 35 años que acude a consulta de atención primaria por somnolencia diurna y ataques de sueño invencible. Se dedica a la hostelería. Graves problemas para realizar su trabajo por lo que consulta.

Antecedentes personales: Fumadora activa (aproximadamente 6 paquetes/año). No Hipertensión arterial. No Diabetes mellitus. No dislipemia. Alergia a Metamizol. Sigue tratamiento con antihistamínico por rinitis. Intervenciones quirúrgicas: Ligadura de trompas, estrabismo.

Historia de sueño: Ocasionalmente refiere ser roncadora, no reconoce pausas respiratorias. Sensación de sueño no reparador, no insomnio de inicio, no insomnio de mantenimiento, no nicturia. Siestas diarias Ataques de sueño invencibles. Cataplejia. Sin parálisis del sueño. Alucinaciones hipnagógicas y/o hipnapómpicas. Somnolencia también durante la conducción sin accidentes de tráfico. Dormilona desde siempre, pero desde hace unos 3 años la paciente refiere la presencia de ataques de sueño con siestas no refrescantes y clara cataplejía, peor en el último año.

Ésta última comenzó como debilidad en piernas en relación con emociones fundamentalmente positivas. Actualmente los ataques son más bruscos, no lo ve venir y cae repentinamente. Varios episodios al día con estas características. Sensación de presencia que pasa a su lado o fenómenos de despersonalización (se ve dormida desde fuera). Se acuesta a las 23.30 h, se duerme en un minuto y se despierta hacia las 9 de la mañana. Siempre presenta 2 o 3 despertares intrasueño que recuerda perfectamente.

Se diagnostica narcolepsia con cataplejía.

Tratamiento: Se trató a la paciente con Modafinilo (fármaco estimulante para mantenerse despierto) en dosis ascendente hasta controlar ataques de sueño. Clomipramina en dosis ascendente hasta controlar cataplejía. Reconducción de hábitos de sueño e higiene de sueño. Siestas pautadas. Agenda de sueño que incluya episodios de cataplejía. Se recomienda no conducir ni realizar actividades de riesgo (manejo de maquinaria peligrosa, subir a alturas)."

Caso clínico 2[15]

"Niña de 14 años que fue vista por primera vez en la Unidad de Sueño del Hospital Universitario Gregorio Marañón en Madrid en febrero de 2013. La remitía un neurólogo infantil porque desde hacía más de un año presentaba somnolencia diurna excesiva, sueño nocturno alterado, hambre compulsiva y aumento progresivo de peso. No tenía antecedentes familiares de trastornos del sueño. En la escuela primaria, sus profesores encontraron que tenía dificultades con la lectura y la escritura y problemas de atención. Como consecuencia, repitió cuarto de primaria. A los 7 años se le diagnosticó trastorno por déficit de atención/hiperactividad, que se trató con metilfenidato durante un año. Los padres comentan que después de comenzar este tratamiento empezó a engordar y a dormir más, lo que consideraron un efecto secundario del tratamiento. Los accesos de sueño irresistibles aparecieron a los 12 años de edad, durante sus vacaciones en la playa (agosto de 2011), y estaban asociados a un aumento del apetito. Durante el curso escolar siguiente siempre estaba cansada, con sueño, y experimentaba 3-4 episodios diarios de somnolencia irresistible, así como un sueño nocturno perturbado (dificultad para conciliar el sueño y frecuentes despertares), además de episodios de ingesta nocturnos y pesadillas terroríficas. El primer ataque de cataplejía apareció a los 13 años, mientras almorzaba y reía viendo la televisión. El comienzo de los síntomas psicóticos es menos claro. Su madre recuerda que a los 11 años no quería ir al colegio, porque decía que los otros niños se reían de ella. A los 12 años comenzaron las alucinaciones visuales; creía que una foto de su abuelo (fallecido tres años antes) cambiaba y que éste la 'miraba mal'.

Casi simultáneamente aparecieron alucinaciones auditivas y cenestésicas, e ideas delirantes. En septiembre de 2012, las alucinaciones empeoraron y un psiquiatra infantil indicó tratamiento con risperidona . Fue remitida a la Unidad de Sueño por sospecha de narcolepsia con cataplejía (NT1), diagnóstico que se confirmó con el estudio polisomnográfico, seguido a la mañana siguiente de la prueba de latencias múltiples del sueño y el tipaje HLA-DR-DQ . Se inició tratamiento para la NT1 en un primer momento con oxibato sódico (4 g/día), y a los dos meses se añadió modafinilo (100 mg/día). A los pocos días de iniciar el modafinilo tuvo que suspenderse el tratamiento de la narcolepsia y ser hospitalizada en la Unidad de Psiquiatría Infantil y adolescente por empeoramiento de los síntomas psicóticos. Con una nueva medicación mejoró su contacto con la realidad, con la desaparición progresiva de los delirios y las alucinaciones, y su estado de ánimo, pero empeoraron la somnolencia y los ataques de cataplejía. El tratamiento con haloperidol se mantuvo en dosis variable (1-3 mg/día) según la gravedad de los síntomas psicóticos, así como las alucinaciones y las ideas delirantes, junto con 4 mg de biperideno para el control de los síntomas extrapiramidales, pues sufrió una distonía aguda en una ocasión. En junio de 2014, debido a que continuaba teniendo una somnolencia muy importante y crisis de cataplejía frecuentes, se intentó un nuevo ensayo con dosis bajas de oxibato sódico y se mantuvo el tratamiento antipsicótico, pero tuvo que interrumpirse de nuevo debido a la aparición de ideas delirantes e ideación suicida. Actualmente (enero de 2017), la paciente tiene 18 años, continúa sufriendo una importante somnolencia diurna excesiva y ataques de cataplejía parciales desencadenados por la risa y la excitación. Por otra parte, presenta obesidad casi mórbida, tiene fracaso escolar, se encuentra aislada socialmente y con pérdida de autoestima. Debido a una dismenorrea y a la aparición de hirsutismo los últimos meses, fue remitida para en estudio ginecológico por un posible síndrome de ovario poliquístico."

Se realizó la siguiente encuesta en grupos online de pacientes con narcolepsia de Latinoamérica y España, con el objetivo de recopilar información sobre los efectos que tiene esta enfermedad sobre la vida cotidiana.

Encuesta realizada a personas con narcolepsia					
Ciudad/País en la que vive.					
Sexo	Femenino			Masculino	
Edad	Menor de 18 años	Entre 19 y 30 años.	Entre 31 y 45 años	Entre 46 y 55 años.	Mayor de 55 años.
Información sobre el diagnostico					
¿Cuáles son los síntomas que presenta?	Crisis de sueño/ somnolencia diurna.	Cataplejía	Parálisis del sueño	Alucinaciones visuales/auditivas	Todos los anteriores
¿Qué edad tenía cuando comenzaron los síntomas?					
¿Esta diagnosticado?		Si		No	
Si su respuesta fue sí: Año en el que fue diagnosticado					
¿Cuánto tiempo pasó desde que comenzaron los síntomas hasta que concurrió al médico?					
Inmediatamente	Semanas	Meses	Años		
¿Qué exámenes le realizaron para confirmar el diagnóstico?					
Determinacion de HLA (muestra de sangre)	Evaluación de síntomas e historial clínico	Polisomnografía del sueño	Test de Latencias Múltiples	Punción Lumbar	Otros
¿Considera que esta enfermedad afectó su vida, en cuanto a lo social, laboral y/o académico? (describa brevemente como)					
¿Alguna vez tuvo problemas en el trabajo debido a su enfermedad?	SI		NO		
En el caso de trabajar; ¿Cuántas horas por día trabaja?					
¿Duerme siesta?	SI	NO	A veces		
¿Tiene obra social/seguro medico?	Si		No		
¿Su obra social/seguro medico reconoce los estudios y/o medicación?	SI		NO		
¿Tiene antecedentes familiares de narcolepsia?	Si		NO		
¿Toma medicamentos para tratar la narcolepsia? ¿Cuáles?					
¿Cree que este tratamiento es efectivo?	Si	NO	A veces		
¿Sigue algún otro tipo de tratamiento para la narcolepsia?					
¿Se controla periódicamente con un especialista?	Si		NO		

Respuestas obtenidas

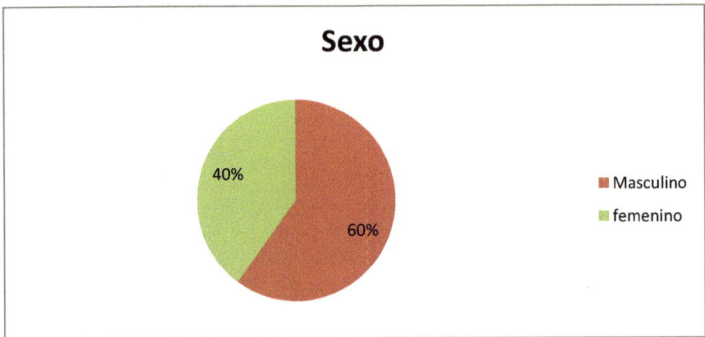

Sexo de los encuestados. El 60% de los encuestados son hombres. Fuente propia.

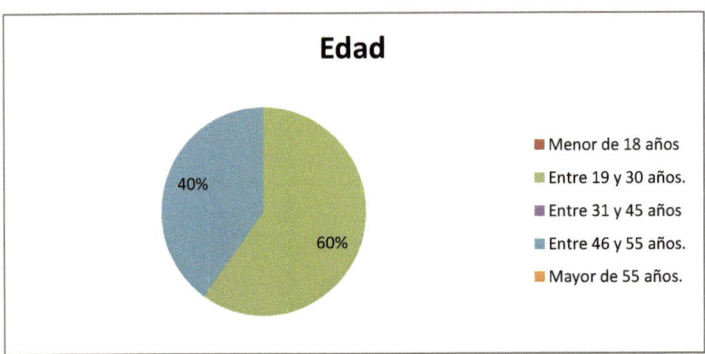

Rango de edad de los encuestados. Fuente propia.

24

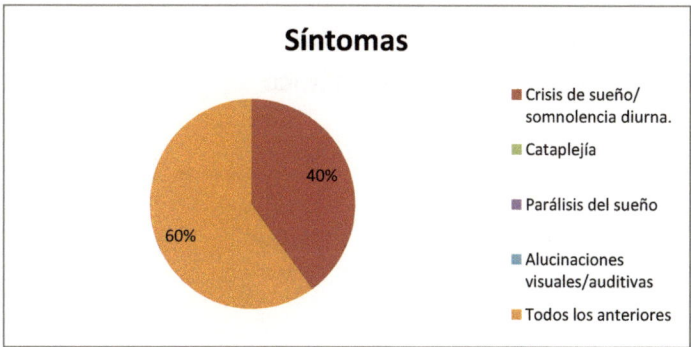

Síntomas que presentan actualmente los encuestados. Fuente propia.

Edad promedio de inicio de síntomas — 18 años

Edad promedio del inicio de los síntomas. Fuente propia.

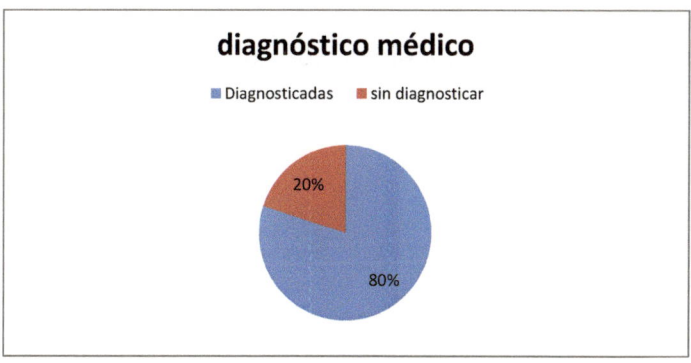

Porcentaje de encuestados que fueron diagnosticados. Fuente propia.

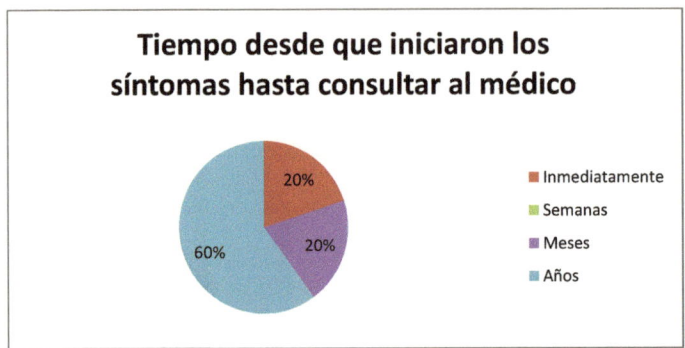

Tiempo desde que iniciaron los síntomas hasta consultar al médico

- Inmediatamente
- Semanas
- Meses
- Años

20%
20%
60%

Tiempo que tardaron los encuestados en consultar a un médico cuando aparecieron los síntomas. Fuente propia.

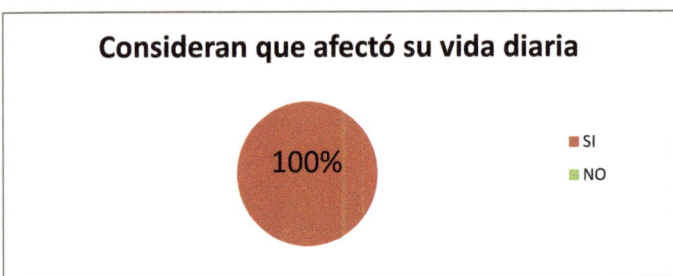

Consideran que afectó su vida diaria

100%

- SI
- NO

Porcentaje de encuestados que consideran que la narcolepsia afectó su vida cotidiana. Fuente propia.

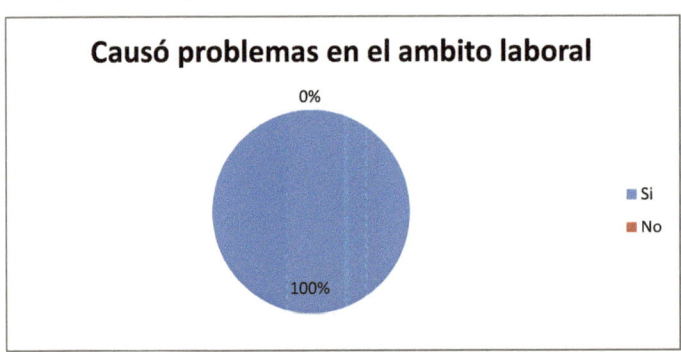

Causó problemas en el ambito laboral

0%

100%

- Si
- No

Porcentaje de los encuestados que tuvo problemas en el ámbito laboral debido a su enfermedad. Fuente propia.

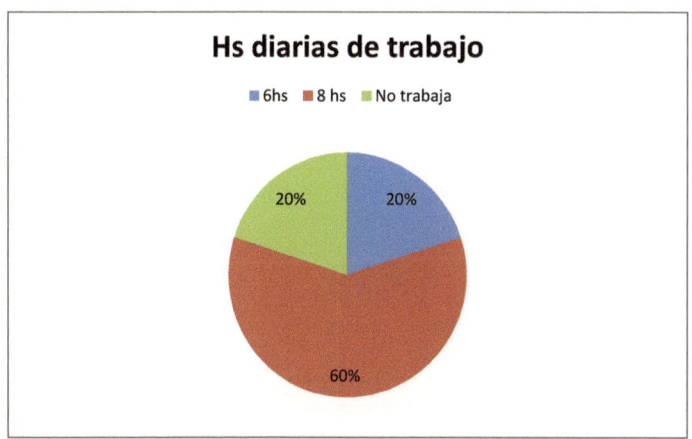

Hs. diarias de trabajo. Fuente propia.

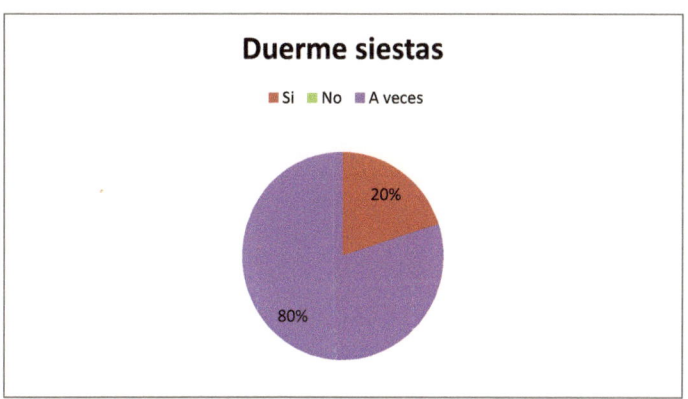

Porcentaje de encuestados que duermen siestas diariamente como parte de su tratamiento. Fuente propia.

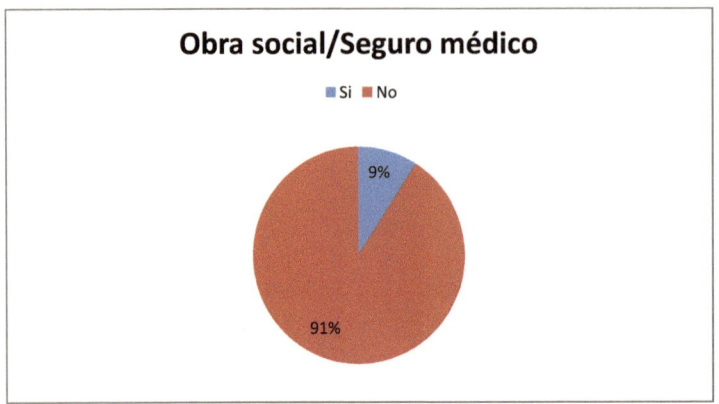

Porcentaje de encuestados que cuentan con obra social/seguro medico. Fuente propia.

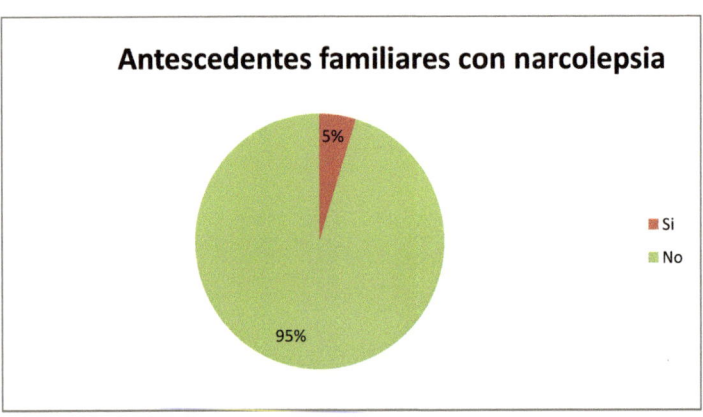

Porcentaje de encuestados con antecedentes familiares de narcolepsia. Fuente propia.

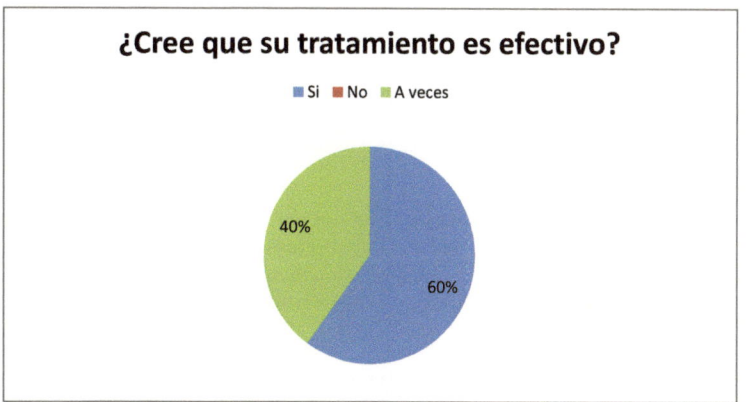

Porcentaje de encuestados que consideran que el tratamiento recetado es efectivo. Fuente propia.

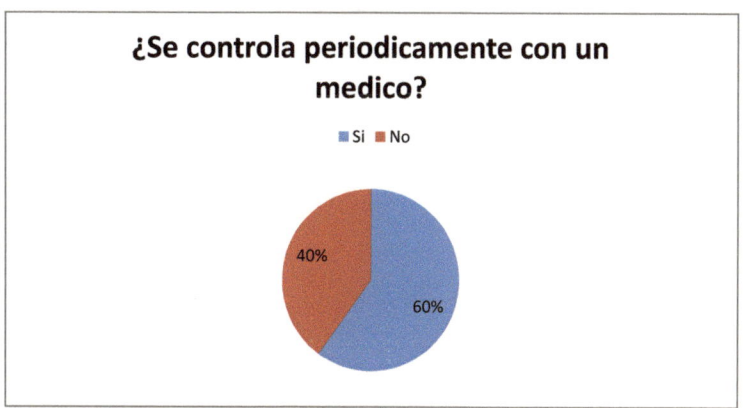

Porcentaje de encuestados que concurre periódicamente a un médico especialista. Fuente propia.

Conclusión

A partir del análisis de los casos clínicos y de los datos obtenidos en las encuestas, se puede concluir que la narcolepsia es una enfermedad altamente incapacitante, con el agravante de que al ser una enfermedad que no tiene un avance físico evidente, es infravalorada y al ser poco conocida es sub diagnosticada.

Es necesario hacer énfasis en las campañas de difusión de este tipo de enfermedades, par el publico general; para que las personas que la sufren sepan desde un comienzo que es una enfermedad lo que están padeciendo y no tengan que esperar años para comenzar un tratamiento, y también para generar conciencia y comprensión hacia los que la sufren, que pierden el trabajo o tiene diversos problemas en el día a día.

Varios países europeos han implementado los certificados de discapacidad, para proteger a los casos más graves de narcolepsia, aquellos que no responden bien a los tratamientos disponibles, pero en Latinoamérica es muy difícil de obtener uno. La causa de esto es nuevamente, el desconocimiento de esta enfermedad y sus secuelas, y la dificultad de demostrar el impacto que tiene en la vida de las personas. Por lo que esto sería otro punto a trabajar a nivel estatal, para asegurar el bienestar y la integración de pacientes con narcolepsia.

Bibliografía

[1] **Cambier,** J. Masson, M. Dehen, H.(1996) *Manual de neurología.*(6ª edición). Barcelona, España. Masson S.A

[2] **Overeem** S, Mignot E, Van Dijk JG, Lammers GJ. Narcolepsy: clinical features new pathophysiologic insights, and future perpectives. J Clin Neurophysiol 2001; 18: 78-105.

[3] **Berkow,** R y Fletcher, A. (1994). *Manual Merck de diagnostico y terapéutica.* (9ª edición). Barcelona, España. Editorial Grupo Océano.

[4] **Peraíta**-Adrados R, García-Peñas JJ, Ruiz-Falcó L, Gutiérrez-Solana L, López-Esteban P, Vicario JL, et al. Clinical, Polysomnographic and laboratory characteristics of narcolepsy-cataplexy in a sample of children and adolescents. Sleep Med 2011; 12: 24-7.

[5] **Aran** A, Einen M, Lin L, Plazzi G, Nishino S, Mignot E. *Clinical and therapeutic aspects of childhood narcolepsycataplexy*: a retrospective study of 51 children. Sleep 2010; 33: 1457-64.

[6] **Santamaría-Cano** J. Actualización diagnóstica y terapéutica en narcolepsia. Rev Neurol 2012; 54 (Supl 3): S25-30.

[7] **Morrish** E, King MA, Smith IE, Shnerrson JM. Factors associated with a delay in the diagnosis of narcolepsy. Sleep Med 2004; 5: 37-41

[8] **American Academy of Sleep Medicine.** The International Classification of Sleep Disorders, second edition. Diagnostic and coding manual. Westchester, IL: AASM; 2005. p. 148-52.

[9] **Longstreth** WT Jr, Koepsell TD, Ton TG, Hendrickson AF, van Belle G. The epidemiology of narcolepsy. Sleep 2007; 30: 13-26.

[10] http://www.pais24.com/index.php?go=n&id=319154 (citado 11/11/18)

[11] https://www.argentina.gob.ar/como-obtener-el-certificado-unico-de-discapacidad-cud

http://www.buenosaires.gob.ar/tramites/certificado-de-discapacidad

[12] http://servicios.infoleg.gob.ar/infolegInternet/anexos/95000-99999/95488/norma.htm

[13] **Rojas J.**l, Patrucco; Cristiano, E. ESCLEROSIS MÚLTIPLE EN LA ARGENTINA REVISIÓN SISTEMÁTICA Y META ANÁLISIS. Servicio de Neurología, Clínica de Esclerosis Múltiple, Hospital Italiano de Buenos Aires, Buenos Aires. 2012.

[14] **Aránzazu** Aleixandre Catalá. *Narcolepsia y cataplejia. A propósito de un caso clínico.* Revista médica electrónica 2017.

http://www.ilustrados.com/tema/12746/Narcolepsia-Presentacion-caso.html (citado 17/11/2018)

[15] **Cañellas-Dols** F, Delgado C, Arango-López C, Peraita-Adrados R. Narcolepsia-cataplejía y psicosis: estudio de un caso. Rev Neurol 2017; 65: 70-4

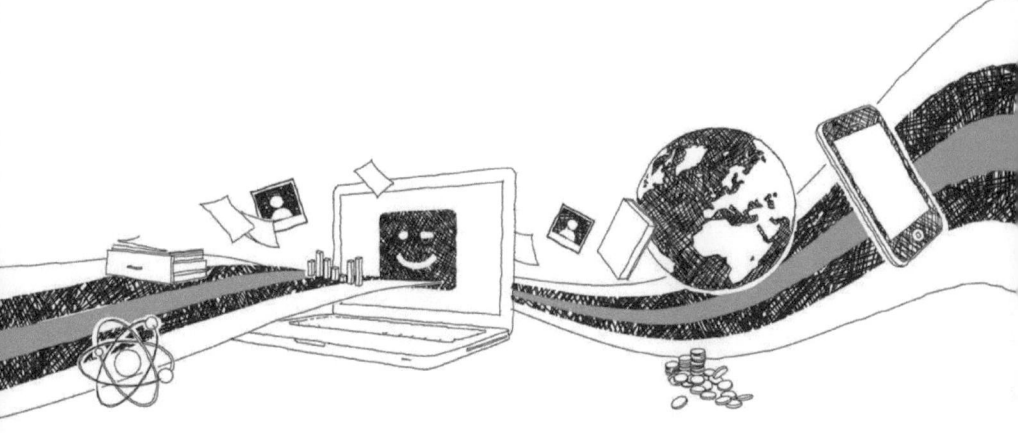